SOCIÉTÉ D'INSTRUCTION POPULAIRE

de MAISONS-ALFORT (Seine)

SÉANCE SOLENNELLE DE CLOTURE

DES

COURS ET DES CONFÉRENCES

de l'année scolaire 1900-1901

Tenue le 1er Mai 1901

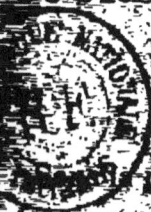

sous la présidence de M. CHAMPION, Maire

LA LUTTE CONTRE LES MALADIES

ET CONTRE L'ALCOOLISME

PAR

l'Organisation de l'Intérieur ouvrier

CONFÉRENCE

PAR LE

Docteur Henri ROCHÉ

éditée par l'Association de la Jeunesse française tempérante

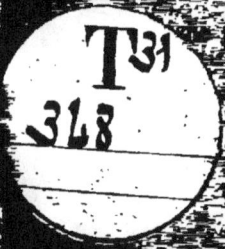

SOCIÉTÉ D'INSTRUCTION POPULAIRE

DE

MAISONS-ALFORT

Fondée en 1896

Autorisée par arrêté du 19 octobre 1896.

CONSEIL D'ADMINISTRATION :

BUREAU :

Président d'honneur : M. CHAMPION, maire.
Président : M. MILLOT.
Vice-président : M. GÉRARD.
Secrétaire : M. RUCHIER.
Trésorier : M. J. JUNG.

MEMBRES :

MM. OUVRIER, JACQUEMIN, LUYS, RATHIER.

DIRECTEUR DES COURS :

M. ROCH, directeur des écoles municipales.

COMMISSAIRES DE SURVEILLANCE :

MM. BLANCHARD, CUNY.

Conférence du Dr Henri ROCHÉ

LA LUTTE CONTRE LES MALADIES

ET CONTRE L'ALCOOLISME

PAR

L'ORGANISATION DE L'INTÉRIEUR OUVRIER

Mesdames, Messieurs,

« La vie est sans prix, a dit Baldwin La-
tham, le célèbre hygiéniste anglais, et l'on
ne saurait faire de trop grands sacrifices en
vue de la défendre contre les mille causes
de destruction qui la menacent. »

Quelles sont ces causes de destruction ?
Nous est-il possible de les combattre ? — C'est
ce que je veux vous exposer dans cette conférence.

Puissé-je vous donner la certitude de vain-
cre dans la lutte contre les maladies et contre l'alcoolisme par l'organisation de votre
foyer suivant les règles de l'hygiène !

Ce fut le rêve et l'espérance d'une multitude de générations qui nous ont précédés, de pouvoir en arriver à éviter à coup sûr certaines affections que tant d'observations ont démontrées contagieuses.

Bien avant que les microbes fussent découverts, on attribuait à des miasmes la faculté d'atteindre l'organisme humain et de déterminer en lui ces infections à caractères variés et distincts, que nous appelons la fièvre typhoïde, la peste, le choléra, etc.

C'est de nos jours seulement que, grâce à l'illustre Pasteur, il nous a été donné d'isoler et de pouvoir démontrer les microbes, qui sont la cause nécessaire et spécifique de ces maladies.

A chaque maladie, j'entends à chaque maladie microbienne, correspond un microbe particulier ; cela est si vrai qu'un microbe conservé avec soin et remis en liberté, tel que le bacille de Löffler, que l'on recueille chez les diphtériques, donnera la diphtérie, l'angine couenneuse, le croup à la nouvelle victime chez laquelle il se fixera.

Par exemple, nous avons connu un monsieur qui, ayant eu, douze ans auparavant, une scarlatine, avait conservé par curiosité l'épiderme de sa main, épiderme qui s'était détaché d'un seul tenant à la fin de sa maladie, comme il arrive parfois ; il trouvait intéressant de garder cette sorte de gant fait avec sa propre peau : mais c'était encore plus dangereux qu'intéressant : car ayant, après douze ans, comme je viens de vous le dire, regardé et manipulé ce vieux débris, il fut réinfecté par les microbes qui s'y étaient conservés et reprit une scarlatine, dont il mourut cette fois.

Vous vous souvenez aussi qu'il y a trois ans, le Dr Muller, qui avait été dans les Indes étudier la peste et qui ne l'y avait pas eue, en fut atteint dans son laboratoire à Vienne, en Autriche, où il cultivait les bacilles pesteux. C'est d'un tube à expériences maladroitement ouvert que le microbe tout-puissant de cette affection redoutable était passé directement dans son organisme.

Voilà donc des maladies dont ces deux hommes n'auraient pas dû avoir à souffrir, s'ils avaient eu un peu plus de précaution.

Mais, Messieurs, il n'y a pas que les maladies microbiennes contre lesquelles on peut avec succès se prémunir : il y a celles que notre intempérance peut provoquer

Vous m'entendez bien, car je veux parler particulièrement de l'alcoolisme.

C'est de ces deux fléaux, maladies contagieuses et alcoolisme, que je vais vous entretenir et desquelles nous possédons à l'heure actuelle les moyens de nous préserver.

Je vous ai dit en commençant que la vie était sans prix, mais nous n'avons pas l'intention, comme hygiéniste, de vous en promettre un prolongement indéfini.

Ce que nous voulons, c'est une vie qui ne soit pas une accumulation de souffrances et de maladies ; ce que nous voulons, chacun de nous, c'est posséder un organisme sain et régulièrement sain, accomplissant sans accident la besogne inévitable et fatale que lui réserve chaque jour.

Eh bien ! il est actuellement, dans la Société, beaucoup d'individus pour lesquels ces conditions sont près de se réaliser ; ce sont, je dirai, les bourgeois en grand nombre, les ouvriers en petit nombre, qui, par une intelligente direction de leurs efforts, leurs ressources plus considérables, et un bon emploi de celles-ci, savent dans cette vie réaliser sinon le confort, tout au moins ce minimum de conditions salubres qui différencient la vie de l'homme de la vie de l'animal.

C'est à l'aurore du XXme siècle qu'il est enfin permis d'envisager de meilleures conditions de vie pour chacun de nous et, hâtons-nous de le dire, il est certain que dans un temps très rapproché ce sera un droit imprescriptible pour tout homme de ne se déclarer satisfait que si son organisme obtient les satisfactions essentielles et nécessaires, je veux dire, un travail qui ne soit pas une oppression pour sa santé, une nourriture suffisante pour le travail qu'il doit effectuer, un logement sain et perfectionné.

Voilà ce que les hygiénistes réclament pour tous sans exception : c'est pour vous exciter à conquérir cet idéal réalisable que s'organisent tant de conférences ; puissions nous un jour faire obtenir à tous les travailleurs ces bienfaits d'une hygiène savante, dont seuls jouissent actuellement les condamnés internés à la prison de Fresnes ; c'est un minimum dont bien des braves gens seraient heureux de se contenter ; car écoutez celui qu'on appelle le « *compagnon Libertad* » qui a eu l'occasion d'y faire un petit séjour :

« Figurez-vous une petite chambre de 3 m. sur 3^m50 munie d'une large baie. L'aspect de cette cellule est plutôt riant au premier abord. Les murs sont peints d'un vernis faïencé, le parquet luit comme une glace, le mobilier est presque confortable. Il se compose d'une table cirée, d'une chaise peinte en blanc, de deux étagères et d'un lit replié le long d'un mur.

« Dans un angle, un siège hygiénique ; au-dessus un bouton de chasse ; à côté, un robinet de cuivre amenant l'eau d'une façon permanente. Au plafond, un globe électrique recouvert d'un abat-jour ».

Quel contraste avec ce rapport de l'assistance publique de Paris où il est dit, que sur les 30.603 ménages auxquels elle vient constamment en aide, il en est de 25 à 30.000 ne possédant qu'une seule pièce, où couchent en moyenne six personnes ; et bien pis, deux à trois mille de ces familles logent dans une pièce unique, prenant jour et air seulement sur des paliers et des corridors.

Qu'y a-t-il d'étonnant que la tuberculose fasse sans cesse de nouvelles victimes si les lois imprescriptibles de l'hygiène sont pareillement négligées !

En présence d'une telle misère, il est nécessaire d'aider au mouvement d'opinion capable de provoquer la réforme nécessaire.

Il faut instruire ceux qui ignorent l'importance essentielle sinon de l'hygiène, tout au moins de la propreté ; en butte aux maladies, victimes de toutes les épidémies, en proie à toutes les causes de dégradation, ils sont un péril pour la société tout entière. Qu'importe à l'Etat d'innombrables citoyens plongés dans la misère et vivant d'une vie inférieure et quasi bestiale ? Nos aspirations doivent aller plus haut, et si jamais une tentative contre la liberté devait être encouragée, c'est celle qui chercherait à ravir à chacun le droit, par sa malpropreté, par son désordre et sa négligence, d'infecter son voisin.

Non, il n'est permis à aucun de nous de rester indifférent quand nous voyons par exemple un tuberculeux cracher par terre, car ce malade, à vraiment parler, sème la mort; vous savez bien en effet que les bacilles de la tuberculose se trouvent dans les crachats et lorsque ceux-ci sont desséchés, lorsqu'ils volent en poussière dans l'atmosphère, c'est la tuberculose, la phtisie pour ceux qui les respirent.

Et croyez-vous aussi qu'il vous soit indifférent que votre voisin devienne un alcoolique ?

De combien de crimes ceux-ci ne se rendent-ils pas coupables ? Ils encombrent les hôpitaux pour lesquels vous payez des impôts ? Ils peuplent les asiles d'aliénés, les prisons, que vous entretenez.

Aussi, de toutes parts voyez-vous des groupements de citoyens éclairés se faire dans le but de répandre dans les masses ouvrières ces nouvelles connaissances.

C'est là le but tout à fait méritoire de la Société d'Instruction Populaire de Maisons-Alfort, qui m'a fait l'honneur de m'appeler à cette réunion : c'est le but aussi de cette Association de la Jeunesse Française Tempérante, au nom de laquelle je suis venu ici prendre la parole.

Et, bien que ces deux associations me prêtent à moi, modeste combattant, simple médecin, l'autorité de leur patronage, je veux aussi invoquer à mon aide la conviction de cet homme éminent que fut le regretté Président Carnot, qui annonçait dans son Message présidentiel qu'une de ses principales préoccupations serait celle de l'hygiène.

Pour vous convaincre que le sujet que nous traitons ici est d'une importance exceptionnelle, dois-je aussi rappeler cette déclaration du gouvernement anglais (en 1837) : « La santé publique est le fondement sur lequel reposent le bonheur des peuples et la puissance d'un pays » ; et dois-je aussi vous citer les paroles inoubliables du célèbre Disraëli à la Chambre des communes d'Angleterre :

« Le soin de la santé publique est le premier devoir d'un homme d'Etat. »

Puisque vous voulez-bien me prêter attention dans ces développements, puisque vous êtes prêts à faire bon accueil aux mesures d'hygiène qu'il faut pratiquer, encore est-il bon de vous indiquer de quelle façon on devient tuberculeux, de quelle façon on devient alcoolique.

S'il est vrai que, pour un très petit nombre, une prédisposition particulière, transmise héréditairement par les parents, peut favoriser l'éclosion de la phtisie il n'en est pas de même pour la majorité des malades. On peut avec certitude attribuer à la seule contagion les 140.000 morts que notre pays perd ainsi chaque année.

L'auteur de tout le mal, c'est le bacille de Koch, ainsi appelé du nom du célèbre médecin allemand qui l'a découvert.

Villemin, médecin français qui s'est illustré par ses travaux sur la tuberculose, et Koch ont desséché des crachats et, après six et huit semaines les ont injectés à des cobayes, qui sont devenus tuberculeux.

Lortet et Despeignes ont enfoui dans des

pots de fleur remplis de terre et contenant des vers de terre des crachats tuberculeux et ils ont au bout d'un mois constaté la présence de bacilles en petite quantité à l'intérieur des vers.

Un élève de Koch, M. Cornet a semé sur un tapis des crachats bacillifères et versé de la cendre sur ces crachats.

Quarante-huit cobayes ont été mis dans la chambre, sur le tapis même, et M. Cornet a rapidement balayé le tapis, 46 cobayes sur 48 sont devenus tuberculeux.

Mais il faut, comme correctif, vous rappeler les expériences du médecin français Strauss, qui lui permettaient de conclure que le soleil de juin détruit en une demi-heure les colonies de bacilles de Koch.

Partant de ces données, il nous devient facile de suivre le bacille de Koch dans ses méfaits : puisqu'il existe en grande quantité dans les crachats, il se trouve aussi dans la bouche des tuberculeux, dans leur salive et voilà pourquoi, depuis quelques années, tant de villes américaines ont essayé d'interdire le baiser comme antihygiénique.

Mais, pour être contagionné, il n'est pas toujours nécessaire d'aller chercher le microbe à domicile, il se répand malheureusement avec une grande facilité sur les instruments de travail de l'ouvrier, sur les papiers de tenture, sur les numéros d'omnibus, sur les rampes d'escalier.

Il se développe aussi avec avantage dans les grandes agglomérations : les contacts plus fréquents dans ce cas facilitent sa dissémination.

Il ne suffit pas d'absorber soit par les voies respiratoires, soit tout autrement, des bacilles de Koch pour devenir tuberculeux ; notre organisme en effet, quand il est bien portant, bien entretenu se défend victorieusement contre les microbes virulents.

Mais si l'on est mal disposé, si l'on est surmené, c'est alors que l'on se contaminera.

Tout ce qui aide à la diminution de la résistance vitale prépare le terrain au développement tuberculeux.

C'est pourquoi c'est un leurre que de vouloir combattre la tuberculose par des procédés médicaux ; ce qu'il importe, ce n'est pas de guérir les tuberculeux actuels, c'est d'empêcher que de nouveaux tuberculeux se créent.

Ce résultat, on ne l'obtiendra que par la bonne tenue, la bonne hygiène de l'intérieur ouvrier, par une réglementation hygiénique du travail.

Devenir phtisiques est la seule destinée que puissent attendre les malheureux qui couchent dans ces garnis encore trop nombreux qui avoisinent la place Maubert et le quartier des Halles.

« Les lits sont généralement formés avec une paillasse et des draps ; souvent dans ces draps les malheureux sont couchés sans aucun vêtement pour ménager leur maigre chemise ; et cela leur coûte 5 ou 8 sous pour la nuit ; il en est qui couchent tout habillés dans l'intérieur d'un vieux bois de lit dont le fond est garni de paille ou de chiffons. » (1)

L'hôtel meublé est la pire demeure pour quiconque est soucieux de sa santé : il est vrai que le logement avec ses meubles personnels est difficile à entretenir pour un homme seul et n'est guère possible que pour celui qui a une compagne ; mais cela est aussi une des raisons de la mortalité plus grande des célibataires par rapport aux gens mariés.

La médecine a essayé bien des traitements pour guérir la tuberculose, et le dernier, celui qui est à la mode en ce moment, consiste à créer des sanatoriums ; ce sont des parcs avec des habitations spacieuses où l'on groupe un petit nombre de malades et où l'on poursuit leur guérison par leur exposition au grand air. Un parc, de vastes chambres, une copieuse alimentation, voilà certes un traitement qui n'est pas à la portée de tout le monde : et l'on aura beau faire et beau dépenser, le sanatorium d'Angicourt, construit par l'Assistance publique de Paris pour ceux qui ne sont pas riches, fût-il cent fois plus grand, cent fois répété, ne pourra jamais devenir la solution pour guérir tant de malades.

(1) D'Haussonville. L'enfance à Paris.

Nous pensons, avec un grand nombre d'hygiénistes et de philantrophes, que tout l'effort d'argent et d'opinion doit se porter sur la nécessité d'un logement hygiénique et sur une réglementation, une astreignance stricte du travail aux lois de l'hygiène pour les ouvriers.

Il m'est facile de vous parler de cela, à vous, Mesdames et Messieurs, qui habitez Maison-Alfort, c'est-à-dire un pays où la densité de la population, la masse compacte des habitations n'a pas encore retiré tout l'espace aéré et ensoleillé.

L'idéal à poursuivre pour tout employé, pour tout ouvrier, c'est l'habitation dans une maison indépendante comprenant au moins trois pièces principales : la chambre à coucher, la salle à manger et la cuisine ; mais il faut aussi que la femme, la ménagère n'aille pas à l'atelier et garde son intérieur.

Voilà donc le problème posé : une habitation saine, suffisamment grande, des conditions de travail hygiénique pour l'ouvrier qui gagne sa vie au dehors ; et la femme ne quittant pas le foyer.

Vous me direz : assurément, une telle solution est enviable, mais impraticable. Les salaires de l'homme ne suffisent pas à subvenir aux frais que nécessite une pareille amélioration de la vie.

Mais est-ce une vie tolérable que celle de tant d'individus dans cette multitude de maisons ouvrières qui remplissent les faubourgs de Paris?

« Dans ces habitations, dit le D' Costes, vraies cités, casernes comme on les a appelées justement, nous avons vu des familles de 10 à 12 personnes occuper des petits logements dont le cubage d'air suffisait à peine pour trois. Combien nous sommes loin des 20 à 30 mètres cubes d'air par tête que le D' Proust établit comme limite minima de la quantité d'air que doit posséder une pièce habitée par un adulte.

« Tout y est dans un désordre quelquefois repoussant : on y couche, on y boit, on y fume, on y crache un peu partout ; bien souvent, les plafonds beaucoup trop bas, y sont encombrés du linge sale de la quinzaine, qu'après un léger savonnage, la femme aura suspendu à égoutter sur des cordes.

« Les ouvertures y sont soigneusement closes ; c'est qu'ordinairement dans la plupart de ces logements habitent des familles d'ouvriers dont certains membres font partie d'une équipe de jour, les autres d'une équipe de nuit. Les deux ou trois mauvais lits qui encombrent la pièce sont de la sorte continuellement occupés : on y dort sans cesse ; il ne faut donc pas que le sommeil soit troublé par le bruit de la rue, par la clarté du jour ou l'arrivée d'un air trop froid ou trop chaud. »

Que de témoignages à invoquer pour vous

mettre sous les yeux l'aspect désespérant de ces misérables intérieurs !

Laissez-moi vous citer ce que dit le Dr Séailles, médecin du bureau de bienfaisance :

« Qui n'a été médecin du bureau de bienfaisance, qui n'a à toute heure du jour et de la nuit franchi le seuil de cette unique chambre, souvent mal aérée, sans soleil, sans lumière, ne peut se faire une idée du désordre, de la saleté quelquefois repoussante qui règne dans ces réduits des grandes agglomérations. C'est dans ces chambres que l'on fait tout : on y cuisine, on y mange, on y dort. Les mouches et autres parasites, attirés par les ramassis gras de détritus, voltigent ou courent de tous côtés, transportant avec eux et déposant partout le bacille de Koch qui pullule sur ces excellents milieux de culture. C'est donc là que vivent les tuberculeux du bureau de bienfaisance. C'est là qu'ils toussent, qu'ils crachent, qu'ils maigrissent et qu'ils meurent. S'ils y vivaient seuls, le mal serait moins grand.

« Mais il y a la famille et tout ce monde respire le microbe du crachat desséché. Les enfants prédisposés héréditairement, s'ils ne sont pas soustraits à cette influence, ne tardent pas à s'infecter ; et la méningite les guette et les tue le plus souvent, car elle sévit cruellement sur ces pauvres petits. »

Quel soulagement voulez-vous que le médecin apporte dans un pareil milieu ? Son aide ne peut être que fictive ; il obtiendra sans doute le transport à l'hôpital quand la maladie sera suffisamment avancée ; mais ne nous y trompons pas, c'est un membre de moins pour l'avenir : si vous le menez au sanatorium, si vous l'y guérissez, ce qui est très possible, c'est dans les mêmes conditions d'existence que vous le replongerez, guéri il est vrai, mais toujours fragile.

Il se peut qu'il n'y ait pas absolument que la faute d'un logement insuffisant ; dans bon nombre de ménages, où l'on trouve même une femme jeune et parfois coquette, on constate un désordre dont elle est responsable ; le lit n'est jamais fait que le soir, la chambre n'est pas balayée et les restes du repas voisinent sur les tables avec du linge sale.

Je dirai que c'est presque la règle dans les chambres d'ouvriers célibataires ; partis le matin de bonne heure, tels que les maçons, rarement débarbouillés, jamais brossés, ils rapportent avec négligence tous les immondices dont ils ont pu se couvrir pendant leur travail : ils jettent sur leur lit leurs vêtements couverts de boue et de plâtras et conservent avec soin la nuit la même chemise que dans le jour. Quelquefois, les jours de paie, bien las, bien abrutis par le harassant labeur de la semaine, ils se paient la distraction de se saoûler et, ces jours-là, c'est généralement dans leur escalier, qu'ils attendent le petit jour du dimanche, incapable qu'ils ont été de réintroduire leur clé dans la serrure.

Et je voudrais bien savoir qui oserait les en blâmer ? Quelle satisfaction ont-ils dans la vie, sinon celle de boire ? Qui s'est préoccupé d'eux ? Qui a cherché à développer chez eux des goûts un peu moins vils ?

Et ce sont ces hommes dans la force de l'âge qui se marieront, qui feront souche. Pénible avenir pour la femme qui vit avec eux. D'abord tout ira mieux, le ménage sera mieux tenu ; mais s'il survient un enfant, si la maladie, même passagère, même courte, arrive, les salaires deviendront insuffisants. Il faudra que la femme travaille elle aussi. Quelle triste intérieur alors !

Dès l'aube, l'homme partira au chantier ; la femme, rapidement, mettra tout en ordre, habillera l'enfant pour le conduire à la crèche ou à l'école, elle-même se rendra à l'atelier. Heureux ceux qui peuvent au repas de midi se trouver réunis à la même table. Mais songez à ce pénible retour du soir par les froides journées d'hiver, dans cette chambre sans feu, nécessairement mal tenue ; la mère, fatiguée, en hâte allume un peu de feu pour préparer un maigre dîner ; c'est à cette heure que, dans les rues des faubourgs vous voyez ces pauvres petites filles de cinq à huit ans courir un litre à la main chez l'épicier du coin pour faire les provisions. Et le mari rentre, la chambre est froide, le repas n'est pas prêt : Que faire ? Il redescend, entre chez le marchand de vin d'à-côté et là, s'installe avec d'autres ouvriers tels que lui : c'est là qu'on est bien, il fait chaud, une belle clarté se réfléchit sur les glaces, la conversation s'anime et, par politesse, on s'offre des petits verres ; une politesse en entraîne une autre et insidieusement, sans l'avoir voulu, sans le savoir le plus souvent, on arrive à l'alcoolisme.

Eh bien! nous prétendons qu'avec les mêmes salaires, la vie hygiénique et chez soi, dans sa propre maison est possible pour l'ouvrier.

Dans les pays comme celui-ci, il est, je dirais facile, que chacun devienne son propre propriétaire. C'est une œuvre qui a déjà donné et partout des résultats non seulement appréciables, mais considérables.

Il y a deux façons de construire le logement ouvrier ; soit par petites maisons isolées ou accolées, ou par grands immeubles avec distribution bien conçue.

L'ouvrier n'ayant pas de capitaux, il s'adresse, à l'une quelconque des Sociétés philanthropiques d'habitation à bon marché. Celle-ci achète le terrain, bâtit la maison, et loue à l'ouvrier ; le prix est calculé de telle sorte qu'au bout d'un nombre d'années donnés la maison lui appartient.

A Londres, la Société des logements ou-

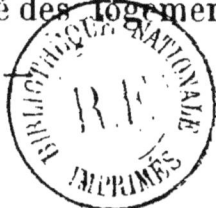

vriers possède 86 millions, à Bruxelles elle a 10 millions.

A Amsterdam, les ouvriers deviennent propriétaires de cottages qui leur ont coûté 300 francs de loyer annuel.

A Lille, on devient propriétaire au bout de treize ans en payant vingt et un francs par mois.

Il est bien établi qu'en tout pays, en ville comme à la campagne, l'ouvrier, peut avoir :

En location simple au taux de 4 % une maison neuve salubre de 1600 à 2500 francs.

En toute propriété, en quinze ou 20 ans, la même maison au taux de 7 %.

Il existe déjà suffisamment de ces ménages ouvriers propriétaires pour savoir que leur genre de vie, leur mortalité est toute différente.

Intéressé à améliorer son bien, l'ouvrier y séjourne avec plus de goût, et s'ingénie à décorer sa maison à son idée.

Mais il est essentiel que la femme travaille à la maison. L'atelier, pour la ménagère, c'est la fin du ménage ; il est préférable de gagner beaucoup moins et de prendre de l'ouvrage à effectuer à la maison.

Je sais bien qu'aux Etats-Unis, une opinion semble prévaloir, c'est que le travail en chambre doit être poursuivi et traqué ; on dit que les vêtements confectionnés dans des intérieurs ouvriers mal tenus, où il n'y a qu'une seule pièce n'est pas tolérable ; on a vu en effet des vêtements, prêts à être rendus au magasin qui les avait confiés, on a vu, dis-je, ces vêtements sur le lit d'un enfant atteint de scarlatine. Evidemment, cela ne peut être admis ; mais, nous l'avons dit : il faut dans la maison ouvrière au moins trois pièces ; il sera donc possible d'en avoir une comme atelier.

Le Conseil du Comité de Londres, dans le même ordre d'idées, a fait construire, dans ces dernières années, des maisons à plusieurs logements dans lesquelles se trouve un appartement spacieux prenant jour par le plafond et bien aéré destiné à servir d'atelier commun aux ouvrières habitant la maison.

Ainsi donc, Mesdames et Messieurs, je pense avoir réussi à vous montrer le but à atteindre : la médecine, les sanatoriums, ne sont que des moyens palliatifs, ce qu'il faut, c'est un logement sain, et puissiez-vous toujours vous rappeler le proverbe persan : « Là où l'air et le soleil n'entrent point, le médecin vient souvent . »

Convaincu de la nécessité de devenir propriétaire et faisant cet effort, l'ouvrier aura le droit et devra parler haut pour réclamer toutes les mesures d'hygiène que l'Etat et la Municipalité lui doivent : de l'eau de source, des égouts, l'enlèvement rapide des ordures ménagères et bien d'autres desiderata.

A ceux qui subissent encore la tyranie d'un propriétaire récalcitrant aux améliorations hygiéniques, je dirai d'entamer avec lui la lutte nécessaire :

D'abord, abandon des logements notoirement insalubres, et plaintes justifiées auprès des commissions d'hygiène pour toutes dérogations aux conditions essentielles de salubrité.

Je devais vous faire une conférence simplement sur l'alcoolisme et voilà que je vous en ai à peine parlé ; c'est que je pense que ceux qui suivront ces conseils n'auront pas à redouter les effets de l'alcoolisme ; quand on a un intérieur bien tenu, une femme, des enfants ; quand on a tant d'intérêts à la maison, quand on voit la ménagère s'efforcer à toutes économies, gardant ses enfants et augmentant même les ressources par certains travaux faits chez elle, on n'a de cœur que chez soi et l'on délaisse le cabaret.

Les temps sont proches, nous en sommes convaincus, où se réaliseront les vœux que formulait Jules Simon au corps législatif en 1869 :

« Il est nécessaire que l'habitude qu'a aujourd'hui le mari dans les ménages ouvriers, d'aller, auprès son repas, boire un verre de vin sur le comptoir, disparaisse ; il faut que, dans la maison, il y ait une pièce ou une demi-pièce de vin que l'on pourrait payer à 90 jours. »

Ces temps sont arrivés grâce à la mesure bienfaisante du dégrèvement des boissons hygiéniques telles que le vin, le cidre, et la bière.

Vous pourriez croire qu'une société de tempérance, comme celle au nom de laquelle je parle, combat ces boissons : c'est une erreur : rien n'est plus recommandable dans nos pays que l'usage du vin. le tout est de s'entendre sur la quantité, il en est de cela comme de beaucoup d'autres choses.

La consommation doit en être restreinte pour l'homme ; on ne doit pas en boire un litre par jour, même pour celui qui fait des travaux violents : à l'ordinaire, buvez-le toujours coupé d'eau, servez-vous en en somme pour aromatiser l'eau, qui est la véritable boisson, et, une recommandation vraiment importante, ne buvez jamais, autant que possible, en dehors des repas, à jeun.

Quant aux apéritifs, aux petits verres, c'est là qu'est le danger, d'autant plus grand, qu'on s'empoisonne, qu'on s'intoxique presque sans le savoir.

Je suis persuadé que, sur cent personnes que j'examinerais, je trouverais chez un bon nombre d'entre elles des signes médicaux d'alcoolisme, et ces personnes, de la meilleure foi du monde, ignorent qu'elles ont déjà des symptômes d'alcoolisation. C'est qu'il n'est pas besoin d'atteindre cette intoxication aiguë qu'on appelle l'ivresse pour avoir déjà ses organes attaqués par le terrible poison : il en est qui, avec deux petits verres par jour, deux apéritifs, sont déjà des alcooliques, et ils n'éprouvent rien, pas d'exaltation, pas même de maux d'estomac et, cependant, du côté de leur foie, du côté de leur cerveau, sans qu'ils en ressentent encore le moindre inconvénient, se développent les redoutables lésions qui se traduiront un jour par d'épouvantables symptômes.

Pour vous dire jusqu'à quel point l'alcoolisme peut vous surprendre sans que votre attention ait été mise un seul instant en éveil, je vous rappellerai que l'un des deux frères siamois, appelé Chang, dont vous avez certes entendu parler, avait des habitudes d'intempérance : l'autre, appelé Eng, était très sobre.

Ils moururent en 1894 et à leur autopsie on constata que les vaisseaux, les artères de leurs deux cadavres, présentaient des lésions identiques dues à l'alcoolisme.

Mais de pareils cas sont rares, et toujours, quand l'on devient alcoolique, c'est que l'on boit effectivement de l'alcool pour son compte ; déshabituez-vous donc de cette fâcheuse habitude, évitez les apéritifs, et surtout aidez à répandre autour de vous ces connaissances sur le danger de l'alcool, ce que beaucoup de gens ignorent encore.

Par-dessus tout, préservons l'enfance de ce redoutable fléau : c'est pourquoi j'ose espérer que, dans les écoles de Maisons-Alfort, les enfants, encouragés par leurs parents, dirigés par leurs instituteurs, enverront à l'Association Française de Tempérance, leurs adhésions nombreuses.

Nous n'attendons pas d'un gouvernement, quel qu'il soit l'appui nécessaire pour combattre l'alcoolisme, qui est pour lui une source de profits.

C'est à nous et à vous, inspirés des véritables principes de liberté, bases essentielles de la République, c'est à nous et à vous à créer l'agitation nécessaire, à répandre cette instruction anti alcoolique, absolument conforme aux données de la science. Aussi, nous vous demandons bien plus que de nous écouter, nous vous demandons votre collaboration.

La France se trouve en ce moment, au point de vue du fléau alcool, dans une situation inférieure à tous les autres pays ; c'est un devoir national qui doit convaincre et grouper tous ceux qui connaissent les terribles conséquences de ce vice atroce, qui mène tant de nos concitoyens au crime, à la folie, qui prépare pour notre pays une génération dégradée et stérile.

Votre attention, Messieurs, vos encouragements, nous montrent assez que le combat anti alcoolique que nous menons reçoit toute votre approbation.

Au nom de l'Association de la Jeunesse Française Tempérante, j'adresse à la Société d'Instruction Populaire de Maisons-Alfort nos plus chaleureux remerciements pour l'accueil qu'elle nous a ménagé ici.

Mais l'heure n'est plus d'être instruit pour son propre compte, il faut que chacun de vous parle et répande dans son milieu les notions que je viens de développer ; et, pour qu'un pareil mouvement ne reste pas sans résultat et sans lendemain, envoyez vos adhésions à la Jeunesse Française Tempérante pour qu'elle puisse réunir et grouper toutes les bonnes volontés pour cette lutte où il est nécessaire de remporter le succès, sans lequel vous pouvez être certain que notre patrie tombera à un rang de plus en plus inférieur.

Je vais à présent laisser de côté la théorie, et, si vous voulez bien jeter les yeux sur cet écran, vous pourrez vous rendre compte, grâce aux projections, des ravages que cause l'alcoolisme dans le corps humain.

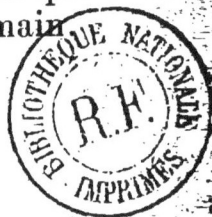

ASSOCIATION

DE LA

JEUNESSE FRANÇAISE TEMPÉRANTE

Autorisée par Arrêté de M. le Préfet de Police,
en date du 5 mai 1896.

Honorée d'une subvention du Ministère de l'Instruction publique
Médaille d'argent à l'Exposition Universelle de 1900

BUREAU D'ADMINISTRATION

Président d'honneur

M. GRÉARD (O.), G. C. ✳, I. ✪, Membre de l'Académie française et de l'Académie des Sciences morales et politiques, Vice-Recteur de l'Université de Paris.

Vice-Présidents d'honneur

M. JOFFROY (Dʳ A.), ✳, Professeur de la Faculté de Médecine de Paris.

M. MAGNAN (Dʳ), ✳, Médecin en chef de l'Asile Sainte-Anne, Membre de l'Académie de Médecine.

Président

M. LENIENT, ✳, I. ✪, Inspecteur général de l'Instruction publique.

Vice-Présidents.

M. DEVINAT, I. ✪, Directeur de l'Ecole Normale d'Instituteurs de la Seine.

M. BOITEL (I.), ✪, Directeur de l'Ecole Turgot.

Secrétaire général

M. ROUBINOVITCH (Dʳ) ✪, Médecin de la Salpétrière.

Secrétaires généraux adjoints

MM. BARRAS, Directeur d'école communale.
CARRA (Dʳ).

Secrétaires des séances

MM. ANTHEAUME, ✪, Chef de clinique à l'Asile Sainte-Anne.
BOSCQ, comptable.
MARIA (A.), ✪, Professeur de mathématiques à l'Ecole Turgot.
SIDO, Instituteur.

Trésorier

M. GIRARDET, Négociant, Paris, 6, rue de Seine.

EXTRAIT DES STATUTS

Art. 2. — Cette Association a pour but :

1° D'éclairer la jeunesse française sur les dangers de l'alcoolisme ;

2° De fortifier les habitudes de tempérance et d'hygiène chez les jeunes gens des deux sexes qui sollicitent son appui ;

3° De procurer à ses membres des distractions saines dans la mesure des moyens légaux et des ressources pécuniaires dont elle dispose ;

4° De les faire bénéficier de tous les avantages moraux et matériels qu'elle peut obtenir pour eux ;

5° De les aider à surmonter les difficultés qu'ils peuvent rencontrer au début de leur carrière.

Elle s'interdit toute discussion et toute action politique ou religieuse.

Art. 4. — L'Association comprend des membres actifs, des membres dirigeants, des membres honoraires, des membres fondateurs et des membres correspondants.

Pour être *Membre actif*, il faut :

1° Etre âgé de 9 ans au moins et de 20 ans au plus ; — 2° Etre autorisé par ses parents ou par son tuteur à faire partie de l'Association ; — 3° Prendre l'engagement de ne faire aucun usage des boissons distillées, sauf prescription médicale, et de n'user que modérément des boissons fermentées ; cet engagement a une durée de six mois pour les nouveaux associés ; il est ensuite renouvelable par périodes annuelles ; — 4° Se soumettre à un contrôle médical au point de vue spécial de l'alcoolisme dans les conditions fixées par le Conseil d'administration ; — 5° Verser lors de chaque engagement, la cotisation fixée par le règlement intérieur.

Sont *Membres dirigeants*, les associés majeurs qui acquittent une cotisation annuelle de *cinq francs*, ou qui rendent à l'Association des services agréés par le Conseil. Toutefois, le Conseil peut accorder des dispenses d'âge aux mineurs qu'il juge capables de servir l'Association comme membres dirigeants.

Sont *Membres honoraires*, les associés majeurs qui acquittent une cotisation minimum de *dix francs* par an.

Sont *Membres fondateurs* les associés majeurs ayant versé une somme minimum de *cinquante francs*.

N. B. — Les demandes d'adhésion doivent être adressées à M. le Docteur ROUBINOVITCH, médecin de la Salpêtrière, Secrétaire général de l'Association, 115, rue du Faubourg-Poissonnière, Paris.

Clermont (Oise). — Imp. Daix frères.